Mein Weg durch die Wechseljahre

Wie Sie alle Hindernisse in der Menopause gekonnt überwinden, um
kraftvoll und glücklich in Ihren neuen
Lebensabschnitt zu starten

Rieke Hünsche

INHALT

Das erwartet Sie in diesem Buch

Es geht um ein alltägliches Thema, das dennoch viel zu wenig Aufmerksamkeit bekommt. Der zweite bedeutende Abschnitt im Leben einer jeden Frau, die Wechseljahre, Fachbegriff Klimakterium. Ein großes Wort, in aller Munde und jedem bekannt, aber doch so unbekannt und vor allem mit so vielen offenen Fragen. Die Wechseljahre betreffen jede Frau irgendwann, aber gesprochen wird in der Öffentlichkeit selten darüber, außer bei Sex and the City, der Film. Wegen der vielfältigen Symptome und

Unsicherheiten in dieser Hinsicht habe ich das Buch geschrieben.

In diesem Buch erfahren Sie alles über die Wechseljahre, warum sie überhaupt in unserem Körper stattfinden, wie sie sich äußern, ab wann es losgeht und viele Informationen aus den aktuellen Forschungen. Natürlich habe ich Ihnen noch praktische Tipps und Tricks zusammengetragen, um Ihnen die wahrlich nicht leichte Zeit zu vereinfachen und Sie ruhigen Gewissens hindurchzuführen. Viele Sachen wiederholen sich bei den unterschiedlichen Punkten, das liegt daran, dass sich die Symptome und Hilfen ziemlich überlappen. Dieses Buch soll Ihnen eine Stütze sein, suchen Sie sich einfach das heraus, was Sie gerade am meisten belastet. Die verschiedenen wissenschaftlichen Vorgänge und Aspekte werden Ihnen hier verständlich und einfach erklärt. Somit verstehen Sie die verschiedenen Aufgaben der weiblichen Hormone und die Auswirkungen dessen. Ebenso wird Ihnen in diesem Buch erklärt, was Sie in Bezug auf die Nährstoffe brauchen, um Ihren Körper bestmöglich zu versorgen und zu unterstützen. Hier geht es um ein ganzheitliches Konzept: Körper, Geist und Seele, denn nur ein ganzheitlich zufriedener, ausgeglichener Mensch, kann glücklich und gesund sein. Das werden Sie lernen, zu verstehen und anzuwenden.

Die Menopause verstehen

WARUM KOMMEN WIR IN DIE WECHSELJAHRE?

Bevor Sie mit der Praxis beginnen können, müssen Sie erst einmal lernen, wie Ihr Körper überhaupt tickt. Sie müssen verstehen können, aus welchem Grund wir überhaupt in diesen Hormonwechsel kommen und warum es nicht immer so wie in jungen Jahren sein kann.

Leider ist die Wissenschaft noch nicht so weit, dass man mit Sicherheit sagen kann, wodurch der Hormonwechsel ausgelöst wird. Frauen müssen sogar zweimal durch diesen Hormonwechsel gehen in ihrem Leben. Das erste Mal, wenn wir unsere erste Periode bekommen und somit geschlechtsreif werden, und dann erneut, wenn der Körper die Geschlechtsreife durch die fehlenden Hormone wieder verliert. Biologisch gesehen, ergibt es sogar Sinn, wenn Frauen in die Wechseljahre kommen, denken Sie an die Steinzeit. Der weibliche Körper kann nur so lange Kinder zeugen, wie sich die Frau auch von Mutter Natur aus gebührend um den Nachwuchs kümmern und ihn groß ziehen kann. Diese Veränderung im Hormonhaushalt, auch Klimakterium genannt, ist das Ende der weiblichen Geschlechtsreife und die zellbildenden Zellen und deren Hormonproduktion stellen sich langsam, aber sicher ein.

Die Wissenschaft vermutet, dass die Wechseljahre durch das verbrauchte Keimgewebe in den Eierstöcken ausgelöst werden. In jedem einzelnen Zyklus der Menstruation reifen ca. 500 bis 1000 Eizellen. In diesem Reifeprozess wird so stark aussortiert, dass es nur eine einzige Eizelle pro Zyklus zum Eisprung schafft. Durch diesen Vorgang, der ja bekanntlich jeden Monat neu stattfindet, reduzieren sich bis zu den Wechseljahren die Eizellen um fast 99 Prozent.

Es ist, wie Sie sich denken können, eine Kettenreaktion. Während der Wechseljahre schaffen es beide Eizellen nicht mehr, genügend der beiden Botenstoffe zu bilden, die für die Weitervermehrung und einen normalen Zyklus nötig sind, nämlich das Follikel-stimulierende Hormon (FSH), zuständig für die Bildung von Östrogen und die Regulierung der Eizellen und das luteinisierende Hormon (LH), das für die Reifung des Eis, den Eisprung und die Bildung des Gelbkörpers sorgt. Um aber einen Mangel zu vermeiden und doch noch ein paar fähige Eibläschen aus der Reserve zu holen, schüttet die Hirnanhangdrüse immer mehr FSH aus. Obwohl die Eierstöcke dank der Hormone FSH und LH angeregt werden, wird die Progesteronproduktion zunehmend weniger. Das Hormon wird in der zweiten, also der fruchtbaren Zyklusphase im Gelbkörper des Eierstocks gebildet, um die Gebärmutter auf eine mögliche Einnistung eines befruchteten Eis vorzubereiten. Der Körper passt sich dieser möglichen Veränderung an. In den Wechseljahren kommt es immer seltener zu dem LH-Gipfel, der zum Eisprung beim normalen Zyklus führt. Durch diesen Vorgang findet nicht mehr in jedem Zyklus ein Eisprung statt.

Schlussendlich bleibt der Eisprung ganz aus. Aber ohne einen Eisprung werden auch keine Gelbkörper mehr gebildet, die so wichtig für die Progesteronproduktion sind. Die Regelmäßigkeit der vorhandenen Zyklen verkürzt sich, wobei die Blutung verstärkt auftritt. Durch die vorher genannten Prozesse fällt auch die so wichtige Östrogenproduktion aus, womit die Regelblutung ganz ausbleibt.

Während der Wechseljahre findet eine biochemische Neuerung statt. Daher wissen Sie nun, wie einflussreich die Wechseljahre auf die weibliche Gesundheit und das Wohlbefinden einer Frau einwirken. Um das zu verstehen, gehen wir noch tiefer in die Evolution: Als Erstes verlieren wir unsere Fruchtbarkeit, früher überlebensnotwendig, und durch diesen Verlust verlieren wir zudem noch gefühlt unsere Weiblichkeit, denn wenn die letzte Monatsblutung, die Menopause, zu Ende ist, verliert der weibliche Körper die Fähigkeit, die wichtigen Geschlechtshormone der Frau herzustellen, nämlich Östrogene und Progesteron.

Für die Forschung sind vor allem die Östrogene interessant. Die Botenstoffe sind für die körperliche Reifung der Eizellen, somit unsere

Fruchtbarkeit und auch unseren Sexualtrieb zuständig und regulieren diese Vorgänge. Nun hat man noch herausgefunden, dass die Botenstoffe ebenso in unserem Gehirn eine entscheidende Rolle spielen. Im Gegensatz zu vielen anderen im Körper zirkulierenden Substanzen passieren die Östrogenhormone die sog. Bluthirnschranke vor allem aufgrund ihrer Größe und der guten Fettlöslichkeit.

Dadurch können die Hormone bis tief in das Gehirn vordringen und dort ihre anscheinend positive Wirkung als Sexualhormon entfalten. Forscher haben somit kürzlich herausgefunden, dass die Botenstoffe sogar mehrere Gehirnregionen (z. B. den Hippocampus, der für unsere Erinnerungen eine wichtige Rolle spielt) beeinflussen, da sie die Aktivitäten bestimmter Gene auf hochkomplexe Weise regulieren. Ebenso sind sie für den Schutz unserer empfindlichen Neuronen (Nervenzellen) zuständig.

Nach der Menopause sinkt allerdings die Lebensdauer der Neuronen mit noch unbekanntem Hintergrund.

Durch die Östrogene leben kaputte, nicht mehr brauchbare oder geschädigte Neuronen länger. Die Sexualhormone verhindern auch eine Alzheimer-Demenz, und zwar dadurch, dass sie die Eiweißablagerungen in den Nervenzellen verhindern. Zudem wird die Gehirndurchblutung und dadurch die Versorgung der Nervenzellen verbessert. Wie man durch Tierversuche herausfinden konnte, sind Östrogene noch zu einer weiteren körperlichen Sensation fähig:

Forscher verabreichten Ratten und Affen künstlich hergestellte Östrogen-Präparate. Nach nicht allzu langer Zeit konnten sie Veränderungen feststellen: Die Nervenzellen im Hippocampus und im Stirnlappen (zuständig für kognitive Aufgaben) verzweigten sich viel stärker. Die Neuronen bilden neue Ausläufer unter Östrogeneinfluss, die sich zu den Nachbarzellen erstrecken und sich mit diesen verbanden. Östrogene sind also nicht nur für den Schutz zuständig, sondern sie verhelfen auch den Nervenzellen zum Wachstum. Dasselbe gilt wahrscheinlich auch für das männliche Geschlechtshormon, das Testosteron, dieses kann im Körper zu Östrogen umgewandelt werden und erreicht somit die volle Östrogenwirkung. Die

Botenstoffe sollen laut Wissenschaft helfen, ein neuronales "Polster" aufzubauen und somit vor dem geistigen Abbau, der umgangssprachlich bekannten Demenz, schützen. Da aber durch die Wechseljahre genau diese so wichtige Hormonquelle versiegt, leiden Frauen mehr als die Männer unter Demenzerkrankungen. Der Großteil der Östrogenproduktion findet nämlich in den Eierstöcken statt. Und diese versagen auf natürlichem Weg ab einem gewissen körperlichen Alter die Produktion.

Meist zwischen dem 45. und 52. Geburtstag stellen die Eierstöcke ihren Dienst ein; und damit versiegt die Östrogenproduktion zu knapp 90 Prozent (die übrig gebliebenen 10 Prozent werden laut Wissenschaftler wohl noch im weiblichen Fettgewebe als Reserve produziert). Durch die langsam versiegende Östrogenproduktion kommt es zu wahrnehmbaren Hormonschwankungen, für die meisten Frauen das erste und markanteste Merkmal der Wechseljahre. Im Gehirn sorgt das Auf und Ab der Hormone für ordentlich Verwirrung. Diese hormonellen Schwankungen bringen im Gehirn wichtige Schaltvorgänge durcheinander, wodurch es dann zu den bekannten Wechseljahresbeschwerden kommt.

Die typischen Hitzewallungen liegen an der unregelmäßigen Hypothalamus-Aktivierung, der für die Körpertemperatur zuständig ist. Aber auch die Gedächtnisregionen, die Gefühlsregulierung und der Umgang mit Stress – Amygdala, Hippocampus und Gyrus cinguli – sind betroffen. Die bekannten Neuronen lassen die Sexualhormone an deren Rezeptoren andocken, um die volle Wirkung zu entfalten. Dies ist aber dann nicht mehr der Fall. Im Normalfall verschwinden die Beschwerden zwar, bis sich der Organismus auf den Östrogenverlust eingestellt hat (ca. ein paar Jahre), doch selbst nach Abklingen der Symptome hat der Hormonentzug noch Auswirkungen auf das Gehirn. Er hinterlässt langfristig Spuren, nämlich fehlt der schützende Effekt der Hormone. Somit sinkt die Neuronen-Lebensdauer und die Wahrscheinlichkeit einer Demenz-Erkrankung steigt an. Damit erklären manche Forscher auch die weitaus häufigere Diagnose bei Frauen als bei Männern, auch unter Berücksichtigung der Lebensdauer der Frauen.

Wenn man alle diagnostizierten Demenzfälle betrachtet, sind 60 % davon Frauen, also mehr als zwei Drittel. Laut mancher Studien schreitet die Erkrankung bei Ihnen sogar deutlich schneller voran als bei Männern. Das bestätigt auch eine Studie mit jungen Frauen, denen die Eierstöcke und somit das Zentrum für die Hormonproduktion entfernt werden mussten: Im Durchschnitt zu den anderen Frauen hatten sie ein doppelt so hohes Risiko, an einer Demenz zu erkranken.

Diesen Hormonschwund gibt es aber auch bei den Männern. Auch diese haben ein ähnliches Problem: Ca. ab dem 30. Geburtstag fällt die Testosteronproduktion um ca. ein bis zwei Prozent pro Jahr. Durch den langsamen und stetigen Rückgang ohne große Schwankungen hat der Körper genügend Zeit, sich umzustellen, und dadurch machen sich Wechseljahresbeschwerden bei Männern kaum bis gar nicht bemerkbar. Die Männer haben sogar noch einen entscheidenden Vorteil: Mit Anfang des 50. Lebensjahres, wenn bei Frauen das Klimakterium ansteht, haben Männer noch fast 75 Prozent ihres Testosteronvorrats zur Verfügung. Bei uns Frauen stehen nur noch rund 10 Prozent der Östrogene zur gleichen Zeit zur

Verfügung. Die männlichen Wechseljahre sind dadurch nicht mit den weiblichen zu vergleichen. Allerdings kommt es auch bei Männern zu den hormonellen Schwankungen, wobei bei Weitem nichto stark. Trotzdem klagen laut Studien fast 50 Prozent aller Männer über 50 Jahre über Wechseljahresbeschwerden. Sie berichten über folgende, auffällige Symptome:

- Erektionsprobleme, weniger sexuelle Lust und verminderte Sexualfunktion.
- weniger Kraft und laut Messungen Rückgang des muskulären Anteils im Verhältnis zum Körperfettgewebe.
- Zunahme des viszeralen Fettes (Bauchfett)
- Abbau der Knochendichte und Knochen- und Gelenkbeschwerden
- Veränderungen an Haaren und Haut, z. B. Hauttrockenheit, nachlassende Elastizität der Haut
- verminderte Gedächtnisleistung, Konzentrationsprobleme, Stressintoleranz, depressive Verstimmungen und ein Leistungsabfall.

DER STANDARD: HORMONPILLEN

Die augenscheinlich einfachste aller Behandlungsmethoden, um dem geistigen Verfall und die Wechseljahresbeschwerden zu lindern, sind somit Hormonpräparate, die das Gleichgewicht der Botenstoffe wiederherstellen. Jahrzehntelang wurden von Medizinern fälschlicherweise entsprechende Hormonpräparate verschrieben. Obwohl es seit ca. Mitte der 60er-Jahre allgemein bekannt war, dass die Symptomatik der Wechseljahre vor allem das Ergebnis hormoneller Schwankungen ist.

Dadurch erreichte "die Pille" einen Boom. Auch, weil sich durch die Einnahme von Millionen von Frauen zeigte, dass die Pille bzw. die Hormonpräparate anscheinend tatsächlich die Wechseljahressymptome milderten. Diese „Hormonersatztherapie" wurde schnell und global zum Standard unserer Gesellschaft: 2000 nahm jede zweite deutsche Frau mittleren Alters ein hochdosiertes, synthetisch hergestelltes Östrogen-Progesteron-Präparat, ohne über die Auswirkungen nachzudenken.

Hormonersatz-therapie sorgfältig abwägen

Vor 15 Jahren wurden die Nebenwirkungen einfach so hingenommen, da der Nutzen doch größer erschien. Aber das Bild hat sich langsam verändert. 2002 veröffentlichten Wissenschaftler aus den USA eine Langzeitstudie, die zeigte und bewusst machte, dass bedrohliche und lebensgefährliche Begleiterscheinungen durch die Hormonpräparate auftreten können: Herzinfarkte, Thrombosen und/oder Schlaganfälle nahmen überhand, die Demenz- und Krebserkrankungen stiegen bei diesen Probandinnen erheblich.

Nun sind Frauen aber schon so aufmerksam und achten zusammen mit ihrem Arzt darauf, dass die Hormonpillen als letztes Mittel (nach dem Versuch nicht-hormoneller Präparate) gegen Hitzewallungen oder Osteoporose eingesetzt werden. Auch, wenn in jungen Jahren die Eierstöcke operativ entfernt werden müssen, kann man immer noch andere Therapieformen finden und sich beraten lassen bezüglich Homöopathie oder nicht hormonellen Medikamenten.

Die Prophylaxe von Demenz soll auch bei gesunden Frauen laut der Deutschen Gesellschaft für Gynäkologie und Geburtshilfe nicht mehr mit hormonellen Medikamenten behandelt werden.

Sollte man trotz sorgfältiger Abwägung und anderer Mittel nicht vermeiden können, eine Hormonersatztherapie zu starten, wird empfohlen, die Hormondosis über die Haut und so gering wie möglich zu supplementieren (verabreichen). Die Aufnahme über den Verdauungstrakt ist sehr häufig mit unerwünschten Nebenwirkungen verbunden. Zudem wird in regelmäßigen Abständen eine Kontrolle des behandelnden Arztes über die Notwendigkeit und Dosis der Therapie empfohlen.

DIE BESCHWERDEN MIT MÖGLICHST EINFACHEN MITTELN BEHANDELN

Stoffe, die im menschlichen Körper schon entsprechend vorhanden sind, nennt man Bio-identische Hormone. Diese sind laut Wissenschaft weniger für Nebenwirkungen bekannt als die üblicherweise eingesetzten und chemisch veränderten Hormonpräparate.

Dringender Verzicht auf Hormone jeglicher Art gilt Frauen, die ein Thromboserisiko (Blutgerinnsel) aufweisen oder bereits einmal an Krebs bzw. Tumoren erkrankt und in Behandlung waren. Außerdem gibt es Studien, die darauf hindeuten, dass es ein sog. „kritisches Zeitfenster" gibt, indem man dringend mit der Behandlung beginnen sollte. Untersuchungen zufolge reicht es, ca. fünf Jahre nach der letzten Regelblutung zu beginnen. Ist diese "Frist" allerdings vorbei, steigt das

Risiko für Nebenwirkungen bei Einnahme an, wie zum Beispiel Herzinfarkte und Demenz.

Meistens können die Beschwerden aber auch mit einfacheren Mitteln reduziert werden, ohne an Lebensqualität einzubüßen. Laut Studien helfen in vielen Fällen Entspannungstechniken wie autogenes Training oder Yoga. Gifte für Ihren Körper wie Alkohol, Koffein und Nikotin sollten Sie dringend meiden.

HORMONE AUF PFLANZENBASIS

Einige namhafte Hersteller bieten seit Längerem schon Hormone auf Pflanzenbasis, meist Soja, also Isoflavone an, die eine ähnliche Struktur und Wirkung wie Östrogen aufweisen, aber für Ihre Gesundheit verträglicher sind. Der Nutzen ist jedoch umstritten und die Langzeitfolgen sind noch relativ unerforscht, da die Medikamente noch nicht lange auf dem Markt zugelassen sind.

Pharmakologen experimentieren seit einiger Zeit mit alternativen Präparaten und auch mit einer noch ziemlich unbekannten, aber hochwirksamen Hormongruppe, den sogenannten SERMs (vom engl. „Selective Estrogen Receptor

Modulators"), die eine ähnliche Gehirn-stimulierende Wirkung wie Östrogene zeigen, allerdings nicht die Bandbreite an Nebenwirkungen aufweisen.

Die bis jetzt gelieferten Ergebnisse geben Hoffnung, dass es doch vielleicht bald ein nebenwirkungsarmes, aber effektives Mittel zur Einnahme gibt, das die Folgen des Östrogenschwundes im weiblichen Gehirn abmildert und somit einer daraus resultierenden Demenz vorbeugt.

Doch nun die schlechte Nachricht: Es werden noch Jahrzehnte vergehen, bis eine solche Behandlung mit den Mitteln ausgereift, getestet und auf dem Markt zugelassen wird.

Wie äußert sich die Menopause?

Sie wissen nun, wissenschaftlich gesehen, was die Wechseljahre bzw. Menopause sind. Die Symptome dazu sind vielfältig und bei jeder Frau anders. Jede 3. Frau zum Beispiel kommt ohne jegliche Symptomatik beschwerdefrei durch die Wechseljahre. Der Rest wird jedoch geplagt und versteht oft den eigenen Körper nicht mehr. Dadurch, dass alles aber so vielschichtig ist, ist es für die betroffenen Frauen schwer, gleich zuzuordnen, dass man wohl doch in die Menopause kommt. So unterschiedlich wie jede einzelne Frau sind auch die Beschwerden. Doch einige Symptome werden von vielen betroffenen Frauen gleich benannt:

BLUTUNGEN

Unregelmäßige Blutungen sind oft die ersten Anzeichen für die beginnende Menopause. Hier gibt es unterschiedliche Formen:

Polymenorrhö, bedeutet, dass zwischen zwei Regelblutungen der Abstand weniger oder max. 25 Tage ist.

Oligomenorrhö, der Zeitabstand zwischen zwei Blutungen beträgt mehr als 35, aber weniger als 45 Tage.

Amenorrhö, dabei bleibt die Regelblutung im Zyklus ganz aus. Allerdings kann sich die Menstruation immer wieder einpendeln und eine Zeit lang sogar regelmäßig sein.

Hypermenorrhö, starke Blutungen, kommen vor allem vor, wenn sich die zeitlichen Abstände zwischen den Blutungen verlängern.

Ebenso gibt es noch die Menstruationsform von leichten, hellroten, wenig starken Blutungen, sog. Schmierblutungen. Eine solche

Schmierblutung ist ungewöhnlich schwach, die auch Zyklus-unabhängig auftreten kann.

HITZEWALLUNGEN

Zum ersten Mal treten Hitzewallungen im Zusammenhang mit den weiblichen Wechseljahren um das 50. Lebensjahr auf.

Das beweisen auch folgende Studienzahlen: Bis zu 85 Prozent der Frauen im Klimakterium haben Hitzewallungen. Bei einem Großteil der Frauen sind sie sogar die allerersten Symptome für die Wechseljahre, noch bevor die Menstruation sich verändert. Wenn die Menopause beginnt, können Hitzewallungen häufiger und intensiver auftreten. Ganz deutlich ist das Zusammenspiel zwischen Wechseljahren und Hitzewallungen noch nicht erforscht. Forscher vermuten, dass durch die schwankende Östrogenproduktion die Wärmeregulation gestört wird. Typisch für die beginnenden Hitzewallungen sind drückende Kopfschmerzen und ein unbehagliches Gefühl, ein sich plötzlich, intensiv ausbreitendes Wärmegefühl und eine Hitzewelle, die sich zuerst über Gesicht, Hals und dann den Oberkörper erstreckt. Das

Gesicht errötet und der Schweiß fängt an zu laufen und dem folgt meistens ein unangenehmes Frösteln bzw. ein Kälteschauer bei den meisten Frauen.

Die Dauer der aufsteigenden Hitze in den Wechseljahren kann sich von nur wenigen Sekunden bis über mehrere Minuten erstrecken. Die Dauer ist von Frau zu Frau unterschiedlich und man kann keine verbindliche Aussage treffen. Manche haben ab und an wöchentlich damit zu kämpfen, andere sogar öfter am Tag. Auffallend unangenehm ist es, dass auch nachts diese Hitze im Schlaf auftritt. Meist wachen die Betroffenen schweißgebadet auf, müssen das Bettzeug und die Nachtwäsche wechseln und schlafen dadurch schwer wieder ein. Somit haben Sie keine ausreichend erholsame Nachtruhe. Daraus resultieren Schlafstörungen, die zu Tagesmüdigkeit, Abgeschlagenheit und Antriebslosigkeit führen. Ein Teufelskreis also, der den meisten Frauen ziemlich zu schaffen macht.

Folgende Maßnahmen helfen Ihnen, die Hitzeschübe während der Wechseljahre in den Griff zu bekommen. Einige davon können Sie auch erfolgreich bei PMS (prämenstruelles Syndrom) anwenden.

a) Kalt-warme Wechselduschen mit Kneipp-Anwendungen, Moorbäder und wechselwarme Fußbäder sowie Teilgüsse.

b) Medikamente oder Tees mit folgenden pflanzlichen Stoffen, sogenannten Frauenkräutern: Salbei, Lavendel, Mönchspfeffer, Traubensilberkerze, Schafgarbe, Frauenmantel.

c) Pflanzliche Östrogene (Phytoöstrogene): Leinsamen, Hopfen, Rhabarberwurzel, Soja, Weizenkeime und Rotklee. Vor allem auch in Brot, als Samen etc.

d) Homöopathie: Laut Heilpraktikern und der Traditionellen Chinesischen Medizin Sanguinaria, Lachesis. Die Wirksamkeit wird von schulmedizinischen Ärzten aber stark diskutiert, die Entscheidung obliegt Ihnen, ob Sie es testen oder nicht. Denken Sie auch an den sog. positiven "Placebo-Effekt".

e) Akupunktur: Es ist schon lange bekannt, dass die Nadeln positive Wirkungen mit sich bringen.

f) Hormonersatztherapie (HRT): Bitte immer nur in Rücksprache mit einem Arzt Ihres Vertrauens. Auch hier müssen Sie die Risiken und Vorteile abwägen. Bei einer sehr schwer ausgeprägten Symptomatik ist eine Einnahme in einem möglichst kurzen Zeitraum abzuwägen.

g) Andere Medikamente und deren Kreuzwirkung: Antidepressiva, Bluthochdruckmedikamente (z. B. Clonidin) und Medikamente gegen Epilepsie (z. B. Gabapentin) sind unter Ärzten dafür bekannt, dass sie einen positiven Einfluss auf die Hitzewallungen haben können. Dies ist jedoch ausdrücklich nur in Rücksprache mit Ihrem behandelnden Facharzt zu erwägen und nur bei einer vorherrschenden anderen Krankheit.

Helfen Sie sich selbst bei Hitzewallungen

a. Kleiden Sie sich nach dem „Zwiebelprinzip" (mehrere Lagen Kleidung übereinander). Kommt der Hitzeschub, ziehen Sie eine oder mehrere Lagen aus. Kleiden Sie sich generell nicht zu warm!

b. Bevorzugen Sie atmungsaktive Naturmaterialien bei Ihrer Kleidung (Baumwolle, Leinen) oder moderne Mikrofasern. Diese Stoffe lassen die Luft besser zirkulieren und die Wärme staut sich nicht. Bitte verzichten Sie auf Kunststoffe in Ihrer

Kleidung, diese begünstigen das Schwitzen noch mehr.

c. Nachts schlüpfen Sie am besten in luftig-leichte Nachtwäsche. Passen Sie die Bettdecke an Ihre neuen Bedürfnisse an, also keine allzu schwere und warme Decke benutzen.

d. Kein scharfes oder sehr heißes Essen. Verzichten Sie auch auf heiße Getränke, diese verstärken die Hitzewallungen noch mehr. Verzehren Sie lieber mild gewürzte Speisen.

e. Alkohol, Kaffee und Nikotin sind generell Gift für unseren Körper und bei Hitzewallungen verstärken sie die Schweißproduktion noch extra.

f. Erlernen Sie Entspannungsmethoden wie zum Beispiel autogenes Training, Yoga oder nach Jacobson die progressive Muskelentspannung, diese erlernte und antrainierte Entspannung kann im Moment der aufsteigenden Hitze hilfreich sein.

g. Trotz der Hitzewallungen bleiben Sie bitte in Bewegung. Die Bewegung hilft Ihnen und Ihrem Körper, besser damit umzugehen. Gut sind vor allem Ausdauersportarten wie beispielsweise Schwimmen, Wandern oder Radfahren. Wenn Sie etwas übergewichtig sind, haben Sie mit mehr Bewegung im Alltag gleich zwei Fliegen mit einer

Klappe geschlagen, denn je weniger Körperfett bzw. Extrakilos Sie mit sich herumtragen, desto weniger fallen die Hitzewallungen aus.

GEWICHTSZUNAHME

Die Gewichtszunahme ist meist ein ebenso ungeliebter Begleiter in den Wechseljahren, das Gewicht steigt, Sie ernähren sich aber noch so wie vorher. Woran liegt das? Laut Wissenschaft ändert sich die Verteilung der Fettmasse, in den Wechseljahren lagert sie sich bevorzugt am Bauch und der Taille an. Aus der sog. Birnenform wird ein Apfel. Der Körperfettanteil steigt unweigerlich und bei zu wenig fordernder Bewegung sinkt die Muskelmasse. Anfangs bleibt das Gewicht gleich und Sie merken es evtl. noch gar nicht. Aber Muskeln verbrennen mehr Kalorien – deswegen ist ein Muskelmasseverlust zugunsten von viszeralem Bauchfett ein großes Problem.

Fakt ist: Die hormonelle Umstellung allein führt nicht zu einer Gewichtszunahme. Zur „bevorzugten" Ansammlung von Bauchfett (viszerales Fett) dagegen schon. Die Bauchfettdepots wachsen in der Prä-Menopause von 5 % bis 8 %

vom Gesamtkörperfettanteil in der Post-Menopause auf sage und schreibe 15 % bis 20 %.

Der Verlust an Muskelmasse wegen des Alterns ist allerdings der Hauptübeltäter für die Zunahme des Gewichts:

Der Muskelanteil, also die magere Körpermasse, sinkt. Muskeln verbrauchen aber mehr Energie, sprich mehr Kalorien als Fett, somit reduziert sich der Energie- bzw. Kalorienverbrauch im Ruhezustand – der Körper braucht weniger Energie als vor der Menopause.

Studien zeigen:
- Ab 30 Jahren: Verlust der Muskelmasse im Schnitt pro Jahr ca. 0,25 kg
- Ab 50 Jahren: Muskelmasseverlust im Durchschnitt pro Jahr ca. 0,5 kg

Und mit sinkendem Östrogen ändert sich, wie schon oben beschrieben, die Fettverteilung:

Die Östrogenproduktion findet nun nicht mehr in den Eierstöcken, sondern nur noch vereinzelt in den Bauchfettzellen statt.

Durch diese Verteilung der Hormonproduktion möchte der Körper für Nachschub sorgen und legt daher das Fett mehr in dem Bauch ab, aber bekannt ist auch, dass das viszerale Bauchfett gefährlich ist.

Das viszerale Fett ist zuständig für die Produktion des Stresshormons Cortisol und die entzündlichen Proteine (Zytokine), diese sind für die Insulinabgabe im Körper zuständig und bei einer Überzahl erzwingen sie die gesteigerte Insulinabgabe, das Insulin allerdings ist appetitanregend und erhöht die Aufnahme von Nahrungsfetten in den Zellen. Somit steigt der Bauchumfang wieder weiter und es geht im Teufelskreis so lange so voran, bis sich eine sogenannte Insulinresistenz (Risikofaktor für Herzerkrankungen und Typ-2-Diabetes) bilden kann. Setzen Sie sich trotzdem nicht unter Druck, leben Sie einfach die Tipps und Tricks, um wieder zu Ihrer alten Form zurückzufinden.

Das Zunehmen wird ebenso bei schlechter Schlafqualität begünstigt, da die Hormone Leptin und Ghrelin ausgeschüttet werden und den Appetit anregen.

Auch die Einnahme bestimmter Medikamente (z. B. Antidepressiva) kann zu einer Gewichtszunahme führen.

Ebenso eine Fehlfunktion der Schilddrüse (Unter-funktion).

SCHLAFSTÖRUNGEN

Schlafstörungen können über die gesamten Wechseljahre auftreten, aber verschiedene Ursachen haben.

Meist sind die hormonellen Veränderungen schuld, aber auch alltäglicher Stress oder unser Alter können eine Rolle spielen. Durch die sinkende Östrogenaktivität kommt es zu kürzeren Tiefschlafphasen, wodurch Sie zum Beispiel nachts aufwachen können. Außerdem können zusätzlich Stimmungsschwankungen auftreten, die zu einer inneren Unruhe führen und durch das entstehende Gedankenkarussell vor allem das Einschlafen erschweren. Besonders belastend sind für die meisten Frauen die nächtlichen Hitzewallungen und Schweißausbrüche infolge des Östrogenmangels. Da diese auch oft nachts auftreten, ist an eine erholsame Nachtruhe nicht zu denken. Andererseits ist auch der Mangel an Progesteron für mögliche Schlafstörungen zuständig, da dieses eine schlaffördernde Wirkung hat.

Der Einfluss von Stress

Die Wechseljahre sind bekannt als eine Phase des Umbruchs und können geprägt sein von Veränderungen im privaten, beruflichen und partnerschaftlichen Bereich. Vor allem aber durchlebt der eigene Körper einen Wandel. Das führt meist zu innerer Unruhe und kreisenden Grübelgedanken, die Sie meist von allein nur schwer abschalten können und die vor allem Einschlafprobleme und negativ geladene Emotionen begünstigen können. Weiter unten gebe ich Ihnen Tipps, wie Sie die negativen Gedanken abstellen können.

Wechseljahre und unser biologisches Alter

Unser Schlaf ändert sich über die verschiedenen Lebensphasen. So werden zum Beispiel mit dem Alter die erholsamen Tiefschlafphasen kürzer und auch die Schlaftiefe nimmt ab. Das führt meist zu Schlafproblemen. Darüber hinaus wird von unserem Körper mit dem Alter und in den Wechseljahren weniger Schlaf-förderndes Hormon Melatonin produziert.

Ein Mangel an Melatonin kann also auch eine Ursache für Schlafstörungen in den Wechseljahren sein.

HAARAUSFALL

Sowie die grauen Haare kommen, gehören auch die Wechseljahre zu dem natürlichen Alterungsprozess bei Frauen um das 50. Lebensjahr herum.

Aber warum tritt der Haarausfall in der Menopause verstärkt auf? Wenn die Hormone Östrogen und Progesteron in der Wachstumsphase des Haarzyklus auftreten, sind das Östrogen und Progesteron die Indikatoren für ein gesundes, schnelles und längeres Haarwachstum.

Wenn diese Hormone aber in der Menopause an Konzentration abnehmen, geschieht genau das Gegenteil. Die Wachstumsphase des Haares verkürzt sich erheblich. Solche hormonellen Ungleichgewichte können zum Beispiel auch Haarausfall nach der Schwangerschaft oder während der Periode verursachen. In Folge des schwankenden Hormonhaushaltes wächst Ihr Haar langsamer. Und da es langsamer als gewohnt wächst, ist es nicht mehr in der Lage, die Haare zu ersetzen, die als normaler Vorgang des Körpers bzw. Wachstumszyklus ausgeschieden werden. Nach einer Weile erscheint Ihr Haar viel "lichter" und dünner. Das ist der normale Prozess durch die Hormonumstellung.

Aber keine Sorge: Bei den meisten Frauen, die unter Haarausfall leiden, liegt kein ernst zu nehmendes medizinisches Problem vor. Trotzdem, wenn Sie sich unsicher sind, können Sie jederzeit mit Ihrem Arzt überprüfen, ob der Haarausfall nur an den Wechseljahren liegt oder doch evtl. ein anderes hormonelles Problem vorliegt, wie zum Beispiel eine Schilddrüsenfehlfunktion. Ansonsten ist der Haarausfall eine normale Begleiterscheinung des Älter-Werdens.

ÜBELKEIT, DURCHFALL

Wenn der Hormonspiegel, vor allem das Östrogen, sinkt, kann das für den Verdauungstrakt ein ganz schönes Durcheinander sein. Das Stresshormon Adrenalin wird im Körper vom Östrogen in Schach gehalten. In Folge des Östrogenmangels verstärkt sich die Ausschüttung des Adrenalins und somit kann das Verdauungssystem nicht mehr richtig arbeiten.

Und bei zu wenig Östrogen im Blut werden mehr sogenannte Prostaglandine gebildet. Diese Hormongruppe ist für die Anregung der glatten Muskulatur im Körper zuständig, zu der ebenfalls die Muskeln des Verdauungstraktes gehören. Wenn sie krampfen, flutscht die Nahrung durch Magen und Darm zu schnell hindurch und somit entsteht der bekannte Durchfall.

Auch bestimmte Medikamentengruppen und auch Antidepressiva haben eine Verdauung-beeinflussende Wirkung. Wenn die Beschwerden länger anhalten, sollten Sie zum Arzt gehen. Vermeiden Sie Stress, essen Sie ausgewogen und ballaststoffreich. Nehmen Sie jegliche Nahrung und auch Getränke langsam zu sich und kauen Sie lange und bedacht, damit schon im Mund mit der Verdauung begonnen werden kann. Bei stärkeren Beschwerden kann es helfen, ein Durchfallmittel einzunehmen.

HERZRASEN

Wenn das Herz stolpert, gefühlt bis zum Hals klopft oder deutlich schneller schlägt als sonst, haben viele Frauen Sorgen. In den meisten Fällen ist es jedoch kein ernsthaftes Problem: Auch hier können die starken Hormonschwankungen für Herzrhythmusstörungen wie starkes Herzklopfen und Herzrasen in den Wechseljahren verantwortlich sein.

Normalerweise schlägt das erwachsene Herz ca. 60- bis 80-mal pro Minute. Der Herzschlag beschleunigt sich bei Stress, Angst, Aufregung oder körperlicher Anstrengung. Der Grund hierfür ist eine natürliche körperliche Reaktion: Damit alle Körpermuskeln genügend Sauerstoff erhalten, muss das Herz mehr Blut in den Körper pumpen. In den Wechseljahren kommt es bei einigen Frauen auch zu Herzjagen, Stolpern oder starkem Herzklopfen ohne erkennbare oder bekannte Auslöser. Viele Betroffene berichten wiederholt von nächtlichem Herzrasen. Die Wechseljahre haben zwar keine direkte Auswirkung auf die Herzfunktion, jedoch kann es auch hier wieder am veränderten Hormonspiegel liegen.

Östrogen und Progesteron sind auch für die Arterienerweiterung und die Erweiterung der Herzkranzgefäße zuständig. Da sich die Hormonsituation verändert, müssen sich nun auch das Herz und somit der Blutdruck an die neuen Gegebenheiten anpassen. Das kann vor allem zu Beginn der Hormonumstellung in Verbindung mit den Hitzewallungen zu einem ungleichmäßigen Herzschlag in den Nachtstunden führen.

Die zusätzlichen typischen Begleiterscheinungen wie Schlafstörungen, innere Unruhe und der daraus resultierende Stress können das Herz auch aus dem Takt bringen.

Bei ernsthaftem Herzstolpern ohne oben genannte Gründe sollten Sie zum Arzt gehen und sich durchchecken lassen. Herzrhythmusstörungen oder der Verdacht auf Herzerkrankungen sind nie auf die leichte Schulter zu nehmen, lieber gehen Sie einmal zu viel zum Arzt als zu wenig.

BLUTHOCHDRUCK

Wie oben schon erwähnt, reguliert das Östrogen auch den Blutdruck. Durch den immer niedriger werdenden Östrogenspiegel in den Wechseljahren beginnt der Blutdruck zu steigen, da die sog. „Kontrollinstanz" immer weniger wird, bis sie gar nicht mehr vorhanden ist.

Wie schnell und wie gut das im Blut befindliche Cholesterin in die Zellen wandert, wird auch von Östrogen beeinflusst. Durch den vorhandenen Mangel steigt deshalb ebenso der Cholesterinspiegel im Blut. Ein hoher Blutdruck, der meist in Verbindung mit einem erhöhten Cholesterinspiegel auftritt, zählt zu den häufigsten Risikofaktoren für sogenannte Herzkreislauferkrankungen wie Schlaganfall und Herzinfarkt.

Es wird daher von der deutschen Hochdruckliga ab 45 Jahren geraten, den Blutdruck regelmäßig zu kontrollieren, auch durch Selbstkontrollen.

Blutdruckschwankungen Wechseljahre: Wie hoch ist ein normaler Blutdruck und ab wann wird es kritisch für mich?

120/80: optimaler Blutdruck: Alle Organe und Körperfunktionen sind versorgt.

130/90: normaler Blutdruck: Leicht erhöhte Werte, Umgebungsfaktoren checken (Treppen steigen, Aufregung?). Regelmäßig kontrollieren lassen.

140/90: hoher bis normaler Blutdruck: Bei bekannten Risikofaktoren (Rauchen, Alter, Vorerkrankungen, Adipositas, erhöhte Cholesterinwerte) unbedingt zum Arzt.

160/100: milder Bluthochdruck: Bitte ärztlich behandeln lassen, bleibende Schäden an Organen sind aber noch nicht vorhanden.

180/110: mäßiger Bluthochdruck: Nieren- und Herzbeschwerden leichten Grades, in den großen Gefäßen bildet sich Plaque, Veränderungen an der Netzhaut im Auge möglich.

Über 180/110: schwerer Bluthochdruck: Herzinfarkt, Nierenversagen und Schlaganfall sind möglich. Bei solch hohen Werten folgen schwere Organschäden.

AUSFLUSS

Ausfluss selbst ist kein typisches Wechseljahre-Symptom. Es ist ein Anzeichen für eine Infektion der Scheide, wie auch Juckreiz oder Brennen. Normalerweise herrscht in der Scheide ein leicht säuerliches Milieu. Durch den Östrogenmangel in den Wechseljahren sind weniger gesunde Milchsäurebakterien vorhanden. Der pH-Wert der Scheide steigt an und somit wird der natürliche Schutzschild brüchig. Erreger können dadurch leichter eindringen und die Scheide infizieren.

Generell gilt: Bei verstärktem Ausfluss, verändertem Aussehen oder strengem oder ungewohntem Geruch sollten Sie zum Frauenarzt gehen. Er kann durch bestimmte Verfahren die Ursache feststellen und Ihnen die richtigen Medikamente mit auf den Weg geben.

KOPFSCHMERZEN

Es ist noch nicht ganz geklärt, wie genau die Menopause und Kopfschmerzen zusammenhängen. Experten zufolge wird vermutet, dass sie durch bestimmte Druckveränderungen ausgelöst werden, welche dadurch entstehen, dass sich die Blutgefäße ungewöhnlich erweitern und sich im Gegenzug anders als vor der Menopause in einem anderen Rhythmus zusammenziehen. Das Hormon Östrogen erweitert die Blutgefäße, während das Progesteron die Blutgefäße zusammenzieht. Durch das Ungleichgewicht der Hormone können die Kopfschmerzen entstehen.

Linderung bringt gezielte Entspannung, ähnlich wie bei Migräne. Massieren Sie die verspannte Nackenmuskulatur, geben Sie ätherische Öle, z. B. Pfefferminz-, Eukalyptus- oder Zitronenöl auf Ihre Schläfen und legen Sie sich hin. Versuchen Sie, künstliche Lichtquellen in der Zeit zu meiden.

MÜDIGKEIT

Siehe Hitzewallungen. Diese Symptomatik kommt vor allem durch die Hitzewallungen vor. Allerdings gibt es auch durch die hormonelle Umstellung, die Möglichkeit, dass der Schlaf-Wach-Rhythmus gestört wird und wir dadurch die andauernde Müdigkeit und Abgeschlagenheit fühlen.

Lassen Sie auch mal Ihre Schilddrüse durchchecken, die Hormonschwankungen des kleinen Schmetterlingsorgans können auch für Müdigkeit und Abgeschlagenheit sorgen.

Ebenso sollten Sie Ihre Blutwerte regelmäßig abnehmen lassen, Eisenmangel zum Beispiel kann zu einer Anämie (Blutarmut) führen und auch dadurch fühlen Sie sich müde. Bei einer leichten Anämie können pflanzliche Mittel und rote Säfte sehr gut helfen. Auch ein Vitamin-B12-Mangel kann sich zur Blutarmut entwickeln und dadurch zu Müdigkeit führen. Die Symptome sind Müdigkeit, Abgeschlagenheit, Konzentrationsschwierigkeiten und Blässe.

Achten Sie auch auf ausreichende Flüssigkeitszufuhr, denn wenn Sie zu wenig trinken, schlafen Sie schlechter. Das ist ein Teufelskreis.

Wenn Sie an Diabetes leiden, ist Ihr Insulinrhythmus gestört und dadurch auch verschiedene Körperfähigkeiten.

Auch ein Bewegungsmangel kann sich negativ auf Ihren Schlafrhythmus auswirken, denn durch die fehlende Bewegung fährt sich Ihr Stoffwechsel herunter und dadurch steht weniger Energie zur Verfügung.

Trinken Sie Ihren Kaffee nicht zu spät, da Koffein zeitverzögert wirkt. Auch das kann sich negativ auf Ihre Nachtruhe auswirken.

SCHMERZEN

Schmerzen können verschiedene Ursachen haben, sich in unterschiedlicher Intensität, in verschiedenen zeitlichen Abständen und an diversen

Körperstellen äußern. Vor allem in den Wechseljahren können Sie auftretende Schmerzen mit denen der Periode vergleichen.

Einen Teil der Schmerzen werden Sie wahrscheinlich schon durch Ihre monatliche Periode kennen, vor allem in den Brüsten und die Bauchschmerzen. Diese können Sie wie Ihre vorherigen Regelschmerzen mit Wärme, Schmerzmitteln und Bewegung lindern.

Sollten Ihre Schmerzen aber in Gelenken auftreten, Kopfschmerzen gar zu Migräne werden oder Muskelschmerzen hinzukommen, sollten Sie aufhorchen und lieber doch einmal mehr durch einen Arzt abklären lassen.

Lokalisieren Sie genau, an welcher Stelle der Schmerz sitzt, welche Art des Schmerzes es ist (Stechen, Brennen, Nageln) und gehen Sie damit dann zum Arzt. Somit kann dieser Ihnen schneller weiterhelfen und auch die individuelle Behandlung einleiten.

WASSEREINLAGERUNGEN

Wassereinlagerungen kennen wir schon von unserer Periode, auch da zeigt die Waage anfangs gern 2 bis 3 kg mehr an, der Bauch und die Brüste sind angeschwollen und nach ein paar Tagen ist der Spuk wieder vorbei. So ist das auch in den Wechseljahren, nur dauerhaft. Das Hormon Estradiol steigt in der 2. Zyklusphase. Und dieses fördert genau die unangenehmen Wassereinlagerungen.

Zu Beginn der Wechseljahre gibt es ein Phänomen, dass sich Östrogendominanz nennt, diese fördert die Wassereinlagerungen. In der ersten Phase der Wechseljahre – der sog. Perimenopause – lässt als allererstes die Produktion des Hormons Progesteron nach. Daher ist nun der Östrogenspiegel im Verhältnis zum Progesteronspiegel zu hoch. Und genau dieser Zustand nennt sich Östrogen-Dominanz.

Wassereinlagerungen konzentrieren sich bevorzugt in dem Bein- und Bauchgewebe. Aber auch die Hände, Finger, die Füße, das Gesicht und die Brüste bleiben nicht verschont. Der Ring passt auf einmal nicht mehr an den Finger? Jetzt wissen Sie genau, warum.

Durch entwässernde Obst- und Gemüsesorten und eine generell salzarme Ernährung können Sie das überschüssige Wasser wieder loswerden.

Lymphdrainagen und lockernde Bindegewebs-massagen können Abhilfe schaffen. Seien Sie sich aber dessen bewusst, dass nur das Wasser, nicht überschüssige Fettpölsterchen ausgeschwemmt werden.

Um auch die Gewichtsabnahme in den Wech-seljahren zusätzlich zu unterstützen, eignet sich die Homöopathie. Die bekanntesten homöopathi-schen Mittel sind wohl Calcium carbonicum, bei Frauenleiden Pulsatilla und Kalium carbonicum, Graphites und Lachesis. Allerdings ist die Aus-wahl sehr groß und Sie sollten mit einem ausge-bildeten Homöopathen, Heilpraktiker oder natur-heilkundlichen Arzt besprechen, welche Mittel Ihnen bei Ihren Beschwerden helfen.

Beginn der Wechseljahre oder wann geht es bei mir los?

Der Beginn und die Dauer der Menopause kann von Frau zu Frau ganz individuell sein. Bei einigen dauert die Hormonumstellung nur wenige Monate, bei manchen Frauen Jahre. Es beschreibt nur die Phase der Hormonumstellung und die Wechseljahre stehen für das Verändern des Hormonzusammenspiels. Die Veränderung von der vollen Geschlechtsreife bis zu dem höheren Alter (auch Senium genannt) dauert mehrere Jahre und wird von Medizinern in drei Abschnitte eingeteilt. Die sogenannte Prämenopause ist der erste dieser drei Abschnitte und beginnt meist um das 40. Lebensjahr herum, hierbei arbeiten die Ovarien (Eierstöcke) immer langsamer, die Sexualhormonproduktion lässt nach und somit sinkt die Fruchtbarkeit. Die Prämenopause äußert sich meist sehr unscheinbar in unregelmäßigen, zu lang anhaltenden oder zu starken Blutungen sowie vermehrten PMS-Beschwerden wie Wassereinlagerungen, Reizbarkeit, Schmerzen und Brust- und Bauchspannen. Sollten die Ovarien schon vorzeitig vor dem 40. Lebensjahr langsamer arbeiten, spricht man von Climacterium praecox, den vorzeitigen Wechseljahren, die aber laut Medizinern nur bei max. 2 bis 3 % der Frauen weltweit vorkommen.

Die umgangssprachlich bekannten Wechseljahre sind die Peri- und Postmenopause.

Das Jahr vor und das eine Jahr nach der allerletzten Regelblutung ist im medizinischen als die Perimenopause bekannt. Durchschnitt tritt diese mit ca. 47 Jahren ein und dauert ebenso im Durchschnitt ca. 4 Jahre. Die Postmenopause löst die letzte Regelblutung, also die Menopause nach einem Jahr ab. Konkret bedeutet dies: Die Menopause erfolgt durchschnittlich um das 50. Lebensjahr und auch hier gibt es Unterschiede, die beachtet werden müssen. Bei starken Raucherinnen endet die Perimenopause zwei Jahre früher, da bei ihnen die letzte Regelblutung auch rund zwei Jahre früher auftritt.

Der letzte und somit dritte Wechseljahresabschnitt beginnt nach der Perimenopause und beginnt somit ein Jahr nach der letzten Regelblutung. Die Hormonproduktion von Östrogen und Progesteron hat den Tiefpunkt erreicht. Neben den schon vorherrschenden Perimenopausesymptomen treten jetzt oft noch weitere Beschwerden auf, zum Beispiel trockenere Haut und auch Schleimhäute, vermehrte Rücken- und Gelenkschmerzen. Oftmals entwickelt sich auch eine Osteoporose, das bedeutet, die Knochendichte nimmt ab. Männlichen Haarwuchs im Gesicht (Damenbart), männliche Behaarung am restlichen Körper und/oder Kopfhaarausfall müssen manche Frauen leider auch miterleben. Der Grund dafür ist das männliche Sexualhormon Testosteron, dass nun im Überschuss im Körper vorhanden ist.

Wie Sie jetzt schon wissen, dauert dieser hormonelle Umbau mehrere Jahre, wobei es natürlich immer von Frau zu Frau unterschiedlich ist. Spätestens aber ab dem 60. bis 65. Lebensjahr beginnt das höhere Alter, auch Senium genannt. Aber auch das persönliche Empfinden bei vielen Frauen ergibt eine ganz unterschiedliche Dauer der Wechseljahre. Je nach vorhandenen Beschwerden fühlt sich eine Frau in den Wechseljahren oder nicht. Manche nehmen den Beginn der Wechseljahre erst wahr, wenn ihnen auffällt, dass sie keine Regelblutung mehr haben, obwohl die Wechseljahre schon lange vorher begonnen haben. Übrigens: Auch die Männer sind von einer Art Wechseljahren nicht befreit.

AKTUELLE FORSCHUNGSERGEBNISSE

Die Wechseljahre sind ein Thema, das jede Frau von uns betrifft. Dieses Thema ist allerdings so komplex und vielfältig wie alle Frauen dieser Welt, dass man außer den gemeinsam genannten Symptomen noch viel zu erforschen hat.

Was bereits erforscht wurde und jedem klar ist, sind die im letzten Kapitel genannten Faktoren. Um allgemeingültige Aussagen oder Studien zu finden, muss noch viel Forschungsarbeit der Wissenschaft erfolgen.

Im Abschnitt *Positives Mindset* lernen Sie einige renommierte Studien und deren Professoren und Pioniere der Optimismus-Forschung kennen.

Praktische Schritte, um die Wechsel- jahre für Sie zu erleichtern

In diesem Kapitel werde ich Ihnen aufzeigen, mit welchen 4 Punkten Sie sich Ihre Lebens- qualität wieder zurückholen können und die Hormonumstellung mit Leichtigkeit nehmen.

DIE ERNÄHRUNGSUMSTELLUNG

<u>Was braucht der Körper?</u>

Der erste Schritt zu einem erleichterten Hormonwechsel ist eine Ernährungsumstellung. Doch, nicht so voreilig! Sie müssen keine Crash-Diäten durchführen oder das Wunderpulver aus China für einen horrenden Preis bestellen, Sie müssen als allererstes wissen, was Ihr Körper braucht. Doch wie sieht so eine gesunde Ernährung aus? Welche Nährstoffe benötigt der Körper wofür? Das stelle ich Ihnen nun vor.

Jeden Abend 3 Gläser Wein, eine deftige Fleischmahlzeit und danach noch ein sündiges Dessert? Sie wissen wohl selbst, dass das nicht gerade der richtige Treibstoff für unseren Körper ist. Da sich in den Wechseljahren der weibliche Gesundheitsschutz verändert, ist es wichtig, sich anzupassen und dem Körper das zu geben, was er braucht. Er verbraucht in dieser Zeit weniger Energie als vorher, trotzdem steigt der Nährstoffbedarf an. Daher eignen sich Lebensmittel mit geringer Energiedichte und reichlich Nährstoffen, gar nicht oder wenig verarbeitete Lebensmittel wie rohes oder gedämpftes Gemüse, Salate,

Hülsenfrüchte, Obst, Kartoffeln, Vollkornprodukte, fettarme Milchprodukte und mageres Fleisch. Stark verarbeitete, somit sehr ungesunde und fast kaum noch natürliche Lebensmittel wie Süßigkeiten, Gebäck, Kuchen oder Fertiggerichte sind meist kalorienreich und eher nährstoffarm. Am besten stehen sie daher selten bis fast nie auf dem Speiseplan, Ausnahmen sind erlaubt, aber Sie müssen für sich abwägen, was Ihnen Ihr Körper wert ist. Allgemein gilt, dass jede Mahlzeit Protein (also eiweißreiche Lebensmittel wie Milchprodukte, Hülsenfrüchte, rotes Fleisch, Geflügel, Fisch), wenig Fett (bevorzugt pflanzliches Öl) und Kohlenhydrate mit niedriger Blutzuckerwirksamkeit (das heißt vollwertige Produkte wie Vollkornbrot, Naturreis und Vollkornnudeln) enthält. So ist es sicher, dass Sie sich lange und angenehm satt fühlen, aber nicht übersättigt sind.

Am allerbesten für unseren bzw. Ihren Körper wäre es, wenn Sie sich so naturbelassen wie möglich, am besten basisch, mit mindestens 5 Portionen saisonalem Obst und vorzugsweise grünem bzw. buntem Gemüse pro Tag ernähren. Diese sind voll mit äußerst wertvollen und super verwertbaren Vitaminen und Mineralien, die unseren

Zellen Energie bringen und den Organismus am besten am Laufen halten. Natürlich gehören dazu auch frische Kräuter und Sprossen, diese sind nämlich ebenfalls wahre Powerkräfte für unsere Zellen.

Um den Muskelabbau zu vermeiden, ist es wichtig, dass Sie genügend Protein, also Eiweiß zu sich nehmen. Um der Umwelt und aber auch dem Körper was Gutes zu tun, reduzieren Sie tierisches Eiweiß zum Beispiel Fleisch, Fisch und Käse und bevorzugen Sie eine vegetarische/vegane Kost, denn die pflanzlichen Nährstoffe können von unserem Körper besser und schneller verarbeitet werden und liegen nicht lange schwer im Magen. Ein weiteres Argument für bevorzugt pflanzliche Kost ist, dass Vegetarierinnen nachweislich weniger an Wechseljahresbeschwerden leiden. Rein pflanzliche Eiweißlieferanten sind zum Beispiel Hülsenfrüchte wie Linsen, Erbsen, Kichererbsen oder auch Nüsse, Kerne und Samen. Diese enthalten neben dem hochwertigen Eiweiß auch ungesättigte Fettsäuren, Ballaststoffe, Vitamine und Mineralstoffe, davon aber allerdings nur max. 2 Handvoll am Tag, da diese relativ viele Kalorien enthalten. Nun zu den Fetten: Die meisten Frauen meiden Fett wie der Teufel das Weihwasser. Die Nahrungsfette sind aber vor allem für das weibliche Hormonsystem enorm wichtig, denn ohne ausreichende Versorgung kann unser Körper denn Zellumbau nicht leisten. Bevorzugen Sie aber pflanzliches, kalt gepresstes Öl, wie zum Beispiel Oliven- und Leinöl. Die darin enthaltenen Omega-3-Fettsäuren sind für unser Herz, die Gesundheit der Gelenke, die Gefäße, für unsere Haut und aber auch für die richtige Gehirnfunktion enorm wichtig.

Woraus Sie zu jeder Zeit achten müssen, ist die richtige Flüssigkeitszufuhr. Ungesüßte Tees, reines Wasser und stark verdünnte Saftschorlen sind die Grundpfeiler. Es sollten mindestens 2 bis 3 Liter pro Tag sein. Wenn Sie aber stärker schwitzen, von Hitzewallungen geplagt sind oder Sport treiben, müssen Sie Ihre Trinkmenge erhöhen. Schon ein leichter Flüssigkeitsmangel, sprich eine Dehydrierung, kann den Stoffwechsel verlangsamen, das Hautbild verschlechtern und die Körperfunktionen verlangsamen.

DIE NÄHRSTOFFZUFUHR

Wie Sie allerdings bestimmt schon wissen, kann ein Nährstoffmangel, also eine Unterversorgung an Vitaminen, Mineralstoffen und Spurenelementen sämtliche Beschwerden verstärken. Vor allem aber in den Wechseljahren. Von daher bekommen Sie hier von mir eine kleine Zusammenstellung, worauf Sie besonders achten sollten, was dringend gebraucht wird.

Calcium, Silicium, Vitamin D und Vitamin K2
Eine positive Calciumbilanz ist die Grundlage für die Osteoporose-Prävention. Das Calcium und das Vitamin D gehen im Körper eine Symbiose ein und erhalten somit den Knochenstoffwechsel und die Muskulatur am Laufen. Ebenso wichtig ist die Vitamin-D-Versorgung, da diese mit der Calciumaufnahme in Symbiose geht. Vitamin D "Das Sonnenvitamin" können Sie am besten durch fette Fische wie Hering, Makrele und Lachs, Fleisch wie Leber, Eier und Pilze zu sich nehmen. In höherem Lebensalter muss Vitamin D durch Nahrungsergänzungsmittel supplementiert werden. Wichtig ist auch durch den Östrogenmangel die Calciumzufuhr für die Knochen, empfohlen wird, täglich

1000 mg über die Nahrung aufzunehmen. Diese sind z. B. enthalten in Mineralwasser, Milchprodukten mit geringem Fettanteil und grünem Gemüse.

Wie sie nun vom oberen Kapitel schon wissen, sollten Sie täglich mind. zwei Portionen Obst und drei Portionen Gemüse essen. Damit Sie ein Gefühl für das Wort Portion bekommen, hier einige Beispiele: Eine Portion Gemüse entspricht z. B. einer Möhre, zwei Händen voll grünem Salat oder zerkleinertem Brokkoli. Bei Obst ist zum Beispiel ein Apfel, Birne, Banane eine Portion und ein Schälchen Beerenobst.

B-Vitamine

Die absoluten Unterstützer des Nervensystems sind die Vitamine Niacin, Biotin, Vitamin B_1, B_2, B_6 und B_{12}. B_2 und Pantothensäure sind ebenso essenziell für die geistige Leistung. Für alle psychischen Funktionen im Gehirn sind Folsäure, und die Vitamine B_1, B_6 und B_{12} wichtig. Bei allgemeiner Erschöpfung und wenig Vitalität wird oft ein Präparat aus den Vitaminen B_2, B_3, B_5, B_6 und B_{12} empfohlen. Veganer müssen B_{12} allerdings in Form einer Nahrungsergänzung zu sich nehmen, und auch, wenn Sie reiner Fleischesser sind, müssen Sie auf Ihren Vitamin-B12-Spiegel achten. Am besten ist, Sie lassen sich den Vitamin-B12-Wert immer wieder mal beim Arzt bestimmen.

Vitamin E
Vitamin E ist der absolute Schutz der Zellen vor oxidativem Stress und ist auch als sog. Radikalfänger bekannt und beliebt.

Zink und Vitamin C
Sind wichtige Radikalfänger, sie schützen die Zellen vor oxidativem Stress und unterstützen das Immunsystem.

Omega-3-Fettsäuren
Omega-3-Fettsäuren sind wahre Schätze für unseren Körper. Ein gesunder Omega-3-Spiegel im Körper wirkt Entzündungen entgegen, senkt das Arteriosklerose-Risiko, sprich, er schützt die Gefäße vor Verkalkung und kann die Gehirnfunktionen stärken, da das Gehirn das Fett als Treibstoff braucht.

BEWEGUNG

Sport kann immer helfen, in jeder Lebensphase eine höhere Lebensqualität zu erreichen. Er hat nicht nur positive Wirkungen auf Ihre Gesundheit, sondern auch auf Ihren Geist. Und gegen die unerwünschte Gewichtszunahme helfen alle Sportarten – durch einen gesteigerten Kalorienverbrauch. Doch welcher Sport und wie viel ist gesund, fragen Sie. Das erkläre ich Ihnen jetzt.

Krafttraining stärkt Ihren gesamten Körper
Mit Krafttraining können Sie sowohl dem Knochenabbau entgegenwirken als auch der ungewünschten Cellulite. Durch die gezielte Muskelan- und -entspannung wird die Knochendichte erhöht und der Knochenbau angeregt, somit erhöht sich der Effekt bei regelmäßigem Training, der Osteoporose entgegenzuwirken. Da viele Frauen unsicher sind, womit sie anfangen sollen bzw. wie, empfehle ich Ihnen, sich in Ihrem Fitnessstudio von einem Trainer alles erklären zu lassen. Dieser plant dann mit Ihnen zusammen das richtige Training für Sie. Und keine Sorge, richtiges Krafttraining lässt Ihre Weiblichkeit erstrahlen und Sie wirken niemals männlich, sondern betonen die

weiblichen Kurven, siehe Bauch-Beine-Po-Kurse. Für alle Wasserratten unter Ihnen ist Aqua-Fitness eine gute Alternative.

Ausdauersport schützt das Herz
Wie schon allseits bekannt, senkt der Ausdauersport das Risiko für einen Herzinfarkt, was schon lange nicht mehr eine reine Männerkrankheit ist. Reiner Ausdauersport wirkt sich positiv auf Ihr gesamtes Herzkreislaufsystem aus, mindert zu hohen Blutdruck und senkt das Risiko, an Gefäßkrankheiten zu erkranken. Zudem sinkt das schlechte LDL-Cholesterin im Blut, was vor Gefäßverkalkungen schützt, die die Risikofaktoren für Herzinfarkte sind. Am besten für das Herzkreislaufsystem sind sogenannte sanfte Sportarten, wie zum Beispiel Radfahren, Schwimmen, Nordic Walking und im Winter Langlauf.

Sportarten, die der „Seele" guttun
Prinzipiell kann jede körperliche Aktivität das Wohlbefinden steigern, denn Bewegung senkt nachweislich die Ausschüttung von „Stresshormonen" wie Cortisol. Sport regt die Endorphinproduktion an – Stoffe, die uns glücklich machen und unser Schmerzempfinden lindern. Dadurch

fühlen wir uns wohler, ausgeglichener, belastbarer und natürlich selbstbewusster. Und das hilft natürlich auch bei Stimmungsschwankungen, Depressionen, Panikattacken oder Schlafstörungen. Besonders empfehlenswert für Ihre Stimmung sind Sportarten, die mit mehreren Personen ausgeübt werden, zum Beispiel in Sportgruppen, zu zweit, oder jene, bei denen die innere Haltung und das Zu-sich-Finden eine Rolle spielen: Wandern in der wunderschönen Natur, Yoga, Tanzen, Pilates oder einfach nur spazieren zu gehen.

Ich bin ein großer Fan von Yoga. Yoga gibt Ihnen in verschiedenen und auch schwierigen Lebensphasen einfache, praktische Hilfsmittel an die Hand. Übungen, um die Hormone wieder ins Gleichgewicht zu bringen, die Alterung zu beeinflussen, es hilft die Muskeln zu regenerieren und Beschwerden zu lindern. Yoga hilft Ihnen dabei, Ihren Körper und Geist in Harmonie zu bringen, Ihre Ängste zu verstehen und zu reduzieren, ebenso, dass wir geduldiger uns gegenüber werden und uns selbst so zu akzeptieren, wie wir sind. Durch die Regelmäßigkeit erlernen wir, auch in schwierigen Situationen innerlich frei und gelassen zu sein. Durch die Yogapraxis erkennen wir, dass nur wir allein die Macht und Verantwortung für unsere körperliche Gesundheit und innere Zufriedenheit haben. Um ein glückliches und sinnvolles Leben zu erleben, müssen wir unsere positiven Kräfte mobilisieren.

Um die Gewichtszunahme zu stoppen bzw. zu vermeiden, ist es egal, welche Sportart Sie ausüben. Hauptsache, Sie macht Ihnen Spaß und Sie bleiben dran. Sowohl Krafttraining hilft Ihnen mit dem zusätzlich straffenden Effekt als auch der Ausdauersport.

Und keine Ausreden mehr! Sie sind nie zu alt für Sport! Eine US-amerikanische Studie kam zu dem Endergebnis, dass Frauen, die erst im späten Lebensabschnitt mit regelmäßigem Sport begonnen haben, trotzdem noch von der positiven gesundheitlichen Wirkung profitiert haben. Dabei sollten Sie aber natürlich ca. zwei- bis dreimal die Woche Sport treiben, allerdings reicht es von ca. einer halben bis einer Stunde. Sollten Sie bislang fast gar nicht sportlich aktiv gewesen sein, lassen Sie es langsam angehen. Ebenso, wenn Sie eine neue Sportart ausprobieren möchten, fühlen Sie sich erst einmal hinein. Sie können ebenfalls mit Ihrem Arzt Rücksprache halten, welche

Sportarten er Ihnen in Ihrem Gesundheitszustand empfiehlt und in welcher Belastung Sie sich bewegen sollten. Und dann kann es für Sie auch schon losgehen.

POSITIVES MINDSET

Dass es immer wichtig ist, auf Ihre persönlichen Bedürfnisse einzugehen und achtsam mit sich selbst umzugehen, wissen Sie. Allerdings ist es auch in so gravierenden Lebensabschnitten wie den Wechseljahren wichtiger denn je. Beginnen Sie doch mit Ihrer Hautpflege, gönnen Sie sich einen Besuch bei der Kosmetikerin, lassen Sie sich verwöhnen und beraten, kaufen Sie Produkte, die zu Ihrem aktuellen Hautzustand passen, und tun Sie sich was Gutes. Das allein ist nicht nur gut für die Seele, sondern Sie fühlen sich wieder attraktiv und Sie können wieder ein Stückchen selbstbewusster durchs Leben gehen. Bewahren Sie sich Ihre individuelle Schönheit!

Es ist leider sehr ungerecht, dass Frauen in ihrer zweiten Lebenshälfte mehr erdulden müssen als die Männer. In den Wechseljahren leiden ca. 80 Prozent der Frauen an den Beschwerden der verloren gegangenen Fruchtbarkeit. Sie kämpfen mit den Hitzewallungen, schlafen nicht mehr gut, haben Schmerzen und fühlen sich oft erschöpft. Und natürlich ist bei dieser einschneidenden Phase nicht nur der Körper, sondern vor allem auch der Geist betroffen und dieser wird aber leider viel zu oft vernachlässigt.

Bei Frauen um die Lebensmitte nimmt das Risiko, an einer psychischen Krankheit zu leiden, um ca. das Fünffache zu. In dieser Zeitspanne lassen auch die kognitiven Fähigkeiten messbar nach. Die Folgen sind Gedächtnisstörungen, mangelnde Aufmerksamkeit und Verwirrtheit bei knapp 60 Prozent der betroffenen Frauen. Sie vergessen immer mehr, können sich die Namen neuer Bekannter nicht merken und die Konzentrationsfähigkeit bei längeren Aufgaben lässt nach. Bei Stimmungsschwankungen können sich ebenso Depressionen und andere psychische Erkrankungen einschleichen. Diese sollten Sie niemals auf die leichte Schulter nehmen, da es ernst zu nehmende Krankheiten sind. Sie können als Erste-Hilfe-Maßnahmen mehr Bewegung und Meditationen bzw. positives Denken anwenden. Sollten Sie Symptome bezüglich psychischer Erkrankungen verstärkt bei sich bemerken, wie Zurückgezogenheit, weniger Lebensfreude, schnelle Reizbarkeit und Erschöpfung, vertrauen Sie sich Ihrem Hausarzt an, dieser kann Ihnen schnell professionelle Hilfe anbieten.

Die oben genannten Akutbeschwerden nehmen zwar meist nach einigen Jahren wieder ab, trotzdem ist es wissenschaftlich bewiesen, dass die körperlichen und geistigen Probleme schwerwiegende Konsequenzen im Alter mit sich bringen, nämlich die dauerhaften Schädigungen des Gehirns. Laut aktueller Forschungen sind Wissenschaftler überzeugt, dass das Risiko für Frauen, später an Demenz zu erkranken, durch die hormonellen Veränderungen in den Wechseljahren das Risiko erhöht.

Um dies zu vermeiden bzw. dem Ganzen vorbeugen zu können oder es sogar aufhalten zu können, wird nun versucht, welche biochemischen Vorgänge das Ungleichgewicht hervorrufen, ebenso der geschlechtsspezifische Unterschied und was im alternden weiblichen Gehirn genau geschieht.

Sie sollten Ihre Einstellung dem Wechsel gegenüber überdenken, denn das sehen die

Wissenschaftler als das A und O an. Es ist nun mal biologisch gesehen der natürliche Lauf im Leben der Frauen. Somit sind die Wechseljahre keine Krankheit, sondern eine rundum körperliche und geistige Veränderung bzw. steht der geistige/seelische Reifeprozess im Vordergrund. Sie müssen Ihre Ziele und Zukunftspläne neu definieren und Ihrer körperlichen Kraft anpassen, sich bewusst Zeit für sich zu nehmen und die Ruhe zu finden, die Ihr Körper und Geist brauchen. Somit orientieren Sie sich auf allen Ebenen neu und Sie können sich auf Ihr wahres Ich, das Sie vor Familie und Kindern hatten, wieder vollkommen konzentrieren.

Ganz wichtig in der heutigen stressigen Zeit ist eine positive Einstellung dem Leben gegenüber. Hey, Sie sind eine wundervolle Frau, Sie bereichern die Welt durch Ihr Dasein und Sie sind jetzt an einem Punkt, der alle Frauen betrifft. Aber lassen Sie sich davon nicht entmutigen, Sie sind nicht allein. Suchen Sie sich Gleichgesinnte, tauschen Sie sich aus, gehen Sie auf einen Kaffee mit Ihren Liebsten und reden Sie ganz offen darüber. Den Kopf hängen zu lassen und Trübsal zu blasen, hilft Ihnen nicht weiter.

Wieso sind wir alle so negativ? Ist Ihnen das noch nicht aufgefallen? Haben wir alles, finden wir trotzdem noch etwas, was der andere besser kann, hat oder sonstiges. Es gibt ganz wenige Menschen, die mit vollem Herzen dankbar sind für das, was sie haben. Und genau das ist der Punkt. Es geht Ihnen schlecht durch die körperliche Veränderung und auch psychische Belastung, die die Wechseljahre mit sich bringen. Doch warum lassen Sie sich davon herunterziehen? Gehen Sie es positiv an, es ist ein neuer Abschnitt Ihres wunderbaren Lebens! Sie haben neue Möglichkeiten, Ihnen stehen neue Wege offen und Sie können nun wieder alles neu erleben.

Der absolute Ausdruck des täglichen negativen Denkens ist das Jammern, hier ein paar, Ihnen wahrscheinlich bekannt vorkommende Beispiele: „Jetzt habe ich die Bahn verpasst bei dem Mistwetter, aber ich mag meinen Job und meinen Chef sowieso nicht, alles nervt mich und der Tag, ach was, mein ganzes Leben ist ein reines Chaos und im Eimer." Ein kleiner Zwischenfall wird zu einem riesengroßen Drama, wir bemitleiden uns am liebsten den ganzen Tag selbst und finden dadurch genügend Gründe, um zu jammern.

Natürlich denken Sie sich jetzt: „Ja, aber man muss es doch einfach auch mal hinauslassen". Aber doch nicht mit Jammern, denn das hat für uns und auch für unser Umfeld schädliche Auswirkungen.

Durch das Jammern denkt unser Gehirn, es sei normal, negativ zu denken. Somit verknüpfen sich unsere Synapsen so, dass das Jammern in uns negative Gedanken und auch Gefühle hervorruft. Damit wird zukünftig immer das Negative schneller abrufbereit im Gehirn als positive Denkweisen oder Gefühle.

Jammern macht vergesslich. Durch die ständige negative Verknüpfung der Synapsen und die negativen Gedanken schrumpft unser für das Gedächtnis zuständige Organ im Gehirn, der Hippocampus.

Der Stress durch die negativen Gedanken und Gefühle macht uns krank. Es wird Cortisol, das Stresshormon, ausgeschüttet und versetzt den Körper in Alarmbereitschaft. Durch die ständige Ausführung dieses Körpervorgangs bleibt der Cortisolspiegel hoch, dadurch steigt das Risiko für Depressionen, Burn-out, Herz- und Zuckerkrankheiten.

Auch unsere Mitmenschen werden durch unser Jammern gefährdet, denn wenn uns jemand beim ständigen Negativ-Sein zuhören muss, steigt auch dessen Stresslevel und somit auch die Erkrankungsgefahr. Wir können andere also auch ordentlich krank machen, ohne dies bewusst zu wissen.

Das Gute ist: Das positive Denken hat auch eine sehr große und oft unterschätzte Wirkung.

Michael F. Scheier und Charles S. Carver sind die bekanntesten und erfolgreichsten Wissenschaftler der Optimismusforschung, sie veröffentlichten 1985 eine Studie, in der sie die Zusammenarbeit von positivem Denken und der physischen Gesundheit aufzeigten. Diese Arbeit wird auch heute noch oft zitiert und als Beispiel in anderen Forschungsarbeiten genommen. Durch den Anfang der beiden Forscher beschäftigen sich nun sehr viele mit dem positiven Denken als Wissenschaftsthema – wie auch die Psychologin Barbara Fredrickson. In ihrer Theorie beschreibt sie, wie ein positives Denkverhalten zu positiven Gefühlen und Körperempfindungen führt, den Geist öffnet, für Neues erweitert und uns im positiven Sinn handlungsfähig macht.

Und noch entscheidend weitere Vorteile bietet das positive Denken: Nicht nur, dass durch positive Gedanken positive Gefühle entstehen, es führt auch langfristig dazu, dass wir unsere Komfortzone zu verlassen, uns mehr trauen und somit ausprobieren und das hat nachweislich einen großen Einfluss auf unser Selbstbewusstsein. Es wird gestärkt und wir fühlen uns besser. Manche sagen, dass positives Denken nur Wunschträumerei ist. Aber es ist dank der schon vorhandenen Forschungen doch komplexer und umfassender, als nur „immer die guten Seiten zu sehen" oder „doch mal positiv zu denken". Es geht vielmehr um die Erschaffung positiver Deutung von Erlebtem, die uns somit, anstatt herunterzuziehen, positive Emotionen schenkt. Was nicht heißen soll, dass die positive Denkweise Gefühle verleugnen oder ignorieren soll. Das heißt nur, dass Sie Ihre negativen Gefühle zukünftig nicht unterdrücken oder wegschieben sollen. Wut, Trauer, Verzweiflung und Hilflosigkeit gehören zum Leben dazu, Sie sollen sie wahrnehmen und ihnen Raum geben, um da zu sein.

Durch das positive Denken können Sie schwere Zeiten leichter überstehen und Ihre Seele wird widerstandsfähiger dadurch. Außerdem lenken Sie Ihren Fokus auf Ihre Ziele, auf die Chancen und Möglichkeiten, die sich Ihnen eröffnen. Es bedeutet: "Ich habe ein Problem, eine unerwünschte Emotion oder sonstiges, das ich zu lösen versuche, und daran wachse ich".

Für mich ist das positive Denken eines der wichtigsten Instrumente im Leben. Nur durch das Erkennen der guten Seiten unseres Lebens wird es doch erst lebenswert. Wir lernen es erst zu schätzen, wenn es uns schlecht geht. Doch wieso müssen wir zuerst leiden oder schlechte Erfahrungen machen, um das Gute zu schätzen? Sie werden sehen, durch den Sport, die nährstoffhaltige Ernährung und ein positives Gedankengut werden Sie eine rundum zufriedene und lebensfrohe Frau werden. Wichtig ist, dass Sie es lernen, positiv zu denken und in dieser Positivität zu leben.

Ich weiß, das ist viel verlangt in Ihrer Situation. Schon wieder diese Hitzewallungen, was soll daran positiv sein? Anstatt so zu denken, denken Sie sich doch: Ich friere wenigstens nicht so schnell. Oder: So kann ich wenigstens testen, ob mein Make-up wasserfest ist. Versuchen Sie es, es wird sich lohnen, aber Sie müssen es üben. Es ist auch in dieser Hinsicht noch kein Meister vom Himmel gefallen.

Falls es schwer für Sie ist, positive Gedanken zu suggerieren, dann versuchen Sie doch mal Meditationen oder schaffen Sie sich Bewusstheit in Ihrem Leben. Zum Beispiel ein bewusster Spaziergang, spüren Sie den Boden unter Ihren Füßen, die Luft, wie sie durch Ihre Nase in die Lungen strömt, die Umgebungsgeräusche, die Schönheit der Natur um Sie herum. Seien Sie dankbar, das alles bei vollem Bewusstsein erleben zu dürfen, und Sie werden sehen, Ihre Sicht auf die Dinge verändert sich. Sie werden von Mal zu Mal besser darin und immer positiver. Und das Resonanzgesetz sagt, Gleiches zieht Gleiches an. Wenn Sie positiv sind, werden Sie positive Erfahrungen/Menschen und Dinge in Ihr Leben ziehen. Und somit werden auch Ihre Beschwerden in den Hintergrund rücken und Sie werden dem ganzen Hormonwechsel das Schöne daran abgewinnen können.

Drei Tipps, um Ihnen die Positivität wieder zurückzuholen

Kann denn jeder positives Denken in sein Leben und sein Gehirn bringen? Auf jeden Fall!

Das Gehirn ist lernbereit und somit formbar, durch Training der Synapsenverknüpfungen in Bezug auf das positive Denken können sie wachsen. Aber bitte denken Sie daran, dass es nicht darum geht, Ihre negativen Gefühle loszuwerden oder auszuräumen. Auch diese haben eine Daseinsberechtigung und gehören dazu. Sie wollen gehört und gefühlt werden. Wenn Sie diese unterdrücken, kommt es zum sog. psychologischen Rebound-Effekt, das heißt, dass Sie sich nach einer Weile der Gefühlsunterdrückung mit dem kompletten Ausbruch aller Ihrer unerwünschten Gedanken und Gefühle konfrontiert sehen. Somit merken Sie selbst, Unterdrückung ist nie das erste Mittel zur Wahl, auch wenn es anfangs am leichtesten erscheint.

Meditieren Sie

Barbara Fredrickson und ihr Team konnten in Studien zeigen, dass nur sechs Wochen regelmäßige Meditationen dafür sorgen können, spielend leicht mehr positiv zu denken. Regelmäßiges Meditieren führt und fördert positive Gedanken.

Warum ist das aber so? Warum hilft uns die Meditation dabei, positiv zu denken?

Geübte können zuerst einmal die aktuelle Situation genauso akzeptieren, wie sie in Wirklichkeit ist, sie unterdrücken nichts. Somit kommt es nicht zu dem oben genannten Rebound-Effekt. Durch das Bewusst-Werden der aktuellen Lage hilft die Meditation außerdem, die fast automatisch ablaufenden Bewertungen zu reduzieren. Am besten ist das oben genannte Beispiel der verpassten Bahn: Es ist nur eine Bahn, die schon weggefahren ist, mehr nicht, aber auch nicht weniger. Von hieraus können Sie Ihren Standpunkt und Ihre Aufmerksamkeit in Bezug auf die vorliegende Situation ins Positive lenken. Somit entscheiden Sie sich jetzt bewusst, dass Sie die positiven Seiten beachten.

Aber fragen Sie sich jetzt auch, wie soll das Meditieren funktionieren? "Ich kann nicht mal meine Gedanken beim Kaffee oder beim Bahn-Fahren abstellen." So etwas höre ich oft und ganz ehrlich, für mich war es damals nicht klar, wieso alle Yoga und Meditationen so entspannend finden. Ich fand ebenfalls keine Ruhe, meine Gedanken drehten sich und mein Kopf lief immer auf Hochtouren. Dann kam ich in eine Phase in meinem Leben, in der es mir egal war und ich es einfach nur ausprobierte. Was soll ich sagen, Yoga ist nicht nur ein bisschen dehnen, sondern als Komplettes betrachtet eine eigene Lebensphilosophie.

Durch die Yogapraxis kann ich in die Welt eintauchen, in der es nur darum geht, im Hier und Jetzt anwesend zu sein und mir über meinen Atem und dessen Fluss bewusst zu werden. Es geht darum, sich zu akzeptieren, die aktuelle Lage oder Situation zu akzeptieren, wo man genau steht, und somit verbindet Yoga ganz wunderbar unseren Körper, Geist und die Seele. Es hilft, sich zu zentrieren und bei sich zu bleiben.

Yoga und Meditation gehören unweigerlich zusammen. Ich war es gewohnt, dass meine Gedanken ständig kreisen, dass ich oft unkonzentriert war und abends schwer zu Ruhe fand. Seitdem Meditation einen festen Platz in meinem Leben hat, bin ich konzentrierter, entspannter, kann meinen Fokus besser schärfen und verstehe von außen betrachtet, was genau da in meinem Kopf vor sich geht.

In 10 einfachen Schritten meditieren lernen

1. Fangen Sie langsam an

Am besten ist es anfangs, dass Sie nur max. 2 bis 3 Minuten zu meditieren versuchen. Da es am Anfang sehr frustrierend ist, wenn Sie es nicht gleich schaffen, die Gedanken ziehen zu lassen, ohne sich darauf zu fokussieren. Dadurch, dass Sie aber nur so relativ kurze Zeit meditieren, bleiben Sie länger dran, denn Sie haben Erfolgserlebnisse, da es dann einfacher funktioniert. Sie können dann nach einer erfolgreichen Woche noch mal 2 Minuten dranhängen oder am besten ist es, sich nach Ihrem eigenen befinden den Timer zu stellen.

2. Atemfokus

Sie wollen durch die Meditation Abstand zu Ihren negativen Gedanken gewinnen. Um das zu schaffen, müssen Sie Ihren Fokus auf etwas anderes als Ihren Kopf legen. Setzen Sie sich aufrecht, aber bequem hin und schließen Sie Ihre Augen. In den ersten Wochen konzentrieren Sie sich nur auf Ihren Atem, darauf, wie er kommt und wie er geht, wie er durch die Nase in Ihre Luftröhre strömt, Ihre Lungen füllt und durch Ihren Mund die verbrauchte Luft wieder hinausbefördert. Wenn Sie gedanklich abschweifen, kommen Sie einfach ohne Bewertung wieder zu Ihrem Atem zurück. Sie können beim Einatmen an "Lass" denken und beim Ausatmen "los", als Ihr eigenes, anfangs persönliches Mantra.

3. Lassen Sie es zur Gewohnheit werden
Wenn Sie spät dran sind, gerade erst aufgestanden und schlecht drauf, kann es sein, dass Sie die Meditation verschieben wollen. Aber genau das sollte nicht passieren, denn dem wollen Sie ja entgegenwirken. Machen Sie es sich zur Routine, indem Sie sich die ersten 21 Tage jeden Tag zur gleichen Zeit zur Meditation zwingen. Nach 21 Tagen ist die neue Gewohnheit im Gehirn abgespeichert und Ihnen fällt es so leicht wie das Kaffee-Kochen am Morgen.

Ich meditiere zum Beispiel abends, um aus meinem Gedankenkarussell auszusteigen und zur Ruhe zu kommen. Somit ist das nach dem Waschen und Essen ein Teil meiner Abendroutine geworden, den ich nicht mehr missen möchte.

4. Es gibt kein Falsch

Durch die starke Wirkung der Meditation denken viele, es muss unglaublich kompliziert sein. Aber das ist es nicht. Es liegt nur bei Ihnen, die Gedanken zu beruhigen, die Ruhe zu finden und ohne Bewertung vorbeiziehen zu lassen und sich wirklich allein auf Ihren Atem zu fokussieren und zu konzentrieren. Es gibt also hier kein Richtig oder Falsch und es ist auch anfangs völlig normal, dass es Ihnen schwerfällt, die Gedanken hinter sich zu lassen. Aber dann denken Sie einfach wieder an Ihren Fokus: Ihren Atem.

5. Entwickeln Sie ein Ich-Bewusstsein

Wenn Sie die ersten Meditationserfahrungen haben, machen Sie bei jedem Meditationsbeginn einen kleinen Körperscan. Nehmen Sie Ihren eigenen Körper ganz bewusst wahr. Wie fühlen Sie sich? Sind Sie gestresst oder genervt? Wie fühlt sich Ihr Körper an? Wo sind Sie angespannt? Nehmen Sie alles wahr, was Sie fühlen, bewerten Sie es aber nicht.

6. Seien Sie sich selbst gegenüber liebevoll

Ihre Gedanken werden auf Wanderschaft gehen und Sie noch ganz oft mitziehen. Das gehört aber dazu. Gehen Sie liebevoll mit sich um, wenn Sie merken, dass Sie den Fokus auf Ihren Atem verloren haben und kehren Sie einfach wieder zurück. Sie dürfen jederzeit Ihre Gesichtsmuskeln benutzen und lächeln.

7. Seien Sie neugierig

Am Anfang kann die Meditation und das Meditieren an sich ziemlich merkwürdig und fremd für Sie sein. Seien Sie einfach neugierig, wen Sie in sich kennenlernen, wenn Sie ganz bei sich sind.

8. Werden Sie Ihr Gedankenbeobachter

Das Meditationsziel ist es, dass nicht Sie Ihre Gedanken sind, sondern nur der Raum, der Ihre Gedanken beinhaltet. Sie sind diejenige, die Ihre Gedanken formt und auch genauso gut beobachten kann. Somit können Sie sich von Ihren Gedanken distanzieren. Eine einfache Meditationsübung, damit Ihnen die Distanzierung leichter fällt: Stellen Sie sich eine Leinwand vor dem inneren Auge vor. Auf dieser Leinwand ziehen Ihre Gedanken vorbei. Sie sind diejenige, die wie im Kino auf die bunte Leinwand schaut, und Sie können sich somit ganz für sich und bewusst entscheiden, welchem der vielen Gedanken Sie nachgehen möchten, welcher für Sie jetzt wirklich der richtige ist und Sie weiterbringt, anstatt Sie herunterzuziehen.

Wir wollen an unseren Ruheort kommen, zum Beispiel, wenn wir im Flugzeug sitzen und über den Wolken ist ganz klarer Himmel. Ihre Gedanken sind die Wolken, die Meditation ist Ihr Flugzeug und über dem ganzen Wirrwarr scheint immer die Sonne und es ist ruhig und friedvoll.

9. Verschiedene Meditationsarten

Wenn Sie mit der Praxis der Meditation vertraut sind und zur Ruhe finden, können Sie verschiedene Meditationsarten ausprobieren. Zum Beispiel eine Dankbarkeitsmeditation vor dem Schlafengehen. Gehen Sie bewusst alle Dinge des Tages durch, für die Sie dankbar sind, während Sie bei einer Morgenmeditation visualisieren können, wie Ihr Tag im Detail ablaufen soll. Ebenso gibt es unzählige Mantras, die Sie verwenden können, oder Sie erstellen sich Ihr eigenes.

10. Meditieren lernen mithilfe von Apps, Büchern und Websites

• "Mit dem Herzen eines Buddha: Heilende Wege zu Selbstakzeptanz und Lebensfreude" – Tara Brach

• "7Mind" (Deutschsprachige Meditations-App)

• Robert Betz – Dankbarkeit und Selbstliebe, Bücher, Meditationen

• Veit Lindau – Meditationen und Bücher

<u>Jeden Tag dankbar sein</u>

In einer Studie von Robert Emmons und Michael McCullough konnten gezeigt werden, dass sich Dankbarkeit nachhaltig auf unser Wohlbefinden auswirkt und somit unser prosoziales Verhalten fördert. Es geht darum, die täglichen Erfahrungen positiv zu interpretieren, das ist Dankbarkeit. Es ist eine Fähigkeit, das in Ihrem Leben zu erkennen, was Sie schätzen und genießen. Auch hier gilt, je regelmäßiger Sie dankbar sind, desto mehr wird dieser Prozess automatisch von Ihrem Gehirn ausgeführt. Und auch, wenn Sie die Bahn verpassen, seien Sie dankbar für die gewonnene Zeit, um Ihr Buch fertig lesen zu können oder das Wetter zu genießen und die Gedanken schweifen lassen zu können.

FÜHREN SIE TÄGLICH TAGEBUCH ÜBER MINDESTENS FÜNF DINGE, FÜR DIE SIE DANKBAR SIND.

Denken Sie dabei an Folgendes: Es gibt so viele Dinge im Leben, für die wir dankbar sind bzw. sein können, seien sie noch so klein oder groß. Seien Sie dankbar für die Geburt Ihres gesunden Kindes. Seien Sie dankbar, dass der Radiosender Ihr Lieblingslied spielt oder dass die Ampel grün ist. Es liegt an Ihnen und Ihrer Sichtweise der Dinge. Teilen Sie auch Ihre Dankbarkeit, somit fördern Sie auch noch das Glücksgefühl und Wohlbefinden Ihrer Mitmenschen.

Angenehme Aktivitäten unternehmen
Meistens beherrschen unsere Aufgaben unseren Alltag. Wir sollen Leistung zeigen, produktiv sein und voll auf Zack. Zu selten unternehmen wir genau die Dinge, die unser Herz erfüllen und uns glücklich sein lassen. Alles andere ist anscheinend immer wichtiger als wir selbst. Aber genau diese

freudigen Aktivitäten sind gut für uns, was es auch immer für Sie ist, machen Sie es! Gehen Sie spazieren, kochen Sie gemeinsam, malen Sie oder spielen Sie ein Instrument. Wenn Sie etwas gern und aus vollem Herzen tun, fühlen Sie sich dabei noch positiver und denken auch wieder positiver.

Barbara Fredrickson empfiehlt diese Technik. Überlegen Sie deshalb:

Welche Aktivitäten machen Ihnen besonders Freude?

Mit welchen Menschen wollen Sie gern Ihre freie Zeit verbringen?

Nehmen Sie sich täglich in Ihrem Alltag Zeit für Ihre angenehmen Aktivitäten.

Steigern können Sie den positiven Effekt noch, wenn Sie das Erlebte am Ende des Tages in einem Tagebuch notieren. So können Sie direkt aus Ihren Aktivitäten positive Gedanken formulieren. Diese stimmen Sie wiederum positiver und somit entsteht eine Aufwärtsspirale.

Fazit: Positives Denken fördern und üben, Negatives jedoch nicht unterdrücken oder wegschieben.

Es hat nichts mit Illusion oder Schönmalerei der Welt zu tun, wenn Sie positiv denken oder dankbar sind. Die Interpretationen unserer täglichen Erlebnisse oder Vorkommnisse fördern unser Wohlbefinden, wenn wir es positiv formulieren bzw. die Sichtweise dahin gehend ändern, dass wir das Schöne oder die verdeckten Chancen darin entdecken. Die verpasste Bahn kann Sie noch stundenlang ärgern oder Sie sehen darin eine geschenkte Chance, Ihr Lieblingsbuch weiterzulesen – es liegt wie immer an Ihnen!

Und wie schon geschrieben, geht es nicht darum, Negatives zu unterdrücken und durch Positives zu ersetzen. Sondern es geht darum, sich negativer Gedanken und Gefühle bewusst zu werden, diese zu akzeptieren und diese dann in das Positive zu lenken und zu fördern. Die Meditation hilft Ihnen, einen Abstand von Ihren negativen Gedanken zu gewinnen und Positives zu fördern. Darüber hinaus können Sie durch tägliche Dankbarkeit und freudige, angenehme Aktivitäten Ihr positives Denken steigern und Sie fallen nicht mehr so schnell in die Negativität hinein.

Herstellung und Verlag:
BoD – Books on Demand, Norderstedt
ISBN: 9783756275601

1. Auflage
Kontakt: Psiana eCom UG/ Berumer Str. 44/ 26844 Jemgum
Covergestaltung: Fenna Larsson
Coverfoto: depositphotos.com

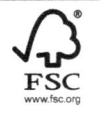